Introdução

Bem-vindo ao fascinante mundo da psicanálise, uma jornada que promete não apenas iluminar o intrincado labirinto da mente humana, mas também oferecer ferramentas para uma compreensão mais profunda de si mesmo e dos outros. Este livro, "Fundamentos da Psicanálise", é uma porta de entrada para os mistérios do inconsciente, onde cada página é uma oportunidade de confrontar e compreender as forças ocultas que moldam nossos pensamentos, emoções e comportamentos.

A psicanálise não é apenas uma área de estudo; é uma perspectiva revolucionária, criada por Sigmund Freud, que desde então tem evoluído e se ramificado em várias escolas de pensamento. Aqui, você não encontrará apenas teorias; encontrará histórias de casos, insights práticos e uma exploração das aplicações modernas dessa fascinante disciplina. Seja você um estudante, um profissional da área da saúde mental, ou simplesmente alguém curioso sobre os mecanismos do próprio psiquismo, este livro foi desenhado para ser seu guia.

Ao mergulharmos juntos nesta exploração, você será equipado não só com conhecimento, mas com uma nova lente através da qual pode ver o mundo. Prepare-se para desvendar os segredos da personalidade humana, as raízes de nossos desejos mais profundos e os mecanismos de nossas defesas mais automáticas. Esta viagem é sobre conectar teorias com a vida real, sobre transformar o abstrato em algo tangível e profundamente relevante para a vida cotidiana.

Ao concluir esta introdução, convido-o a continuar a viagem através dos próximos capítulos e, ao final, peço gentilmente que dedique um momento para avaliar o livro na Amazon. Sua opinião é valiosa não só para ajudar outros leitores a descobrir e explorar o fascinante campo da psicanálise, mas também para nos guiar em futuras edições e melhorias deste trabalho.

Prepare-se, então, para uma exploração sem precedentes do que nos faz ser quem somos. Vamos juntos desvendar os mistérios escondidos nas profundezas da mente humana.

Capítulo 1: Origens da Psicanálise

A psicanálise, como campo de estudo e prática clínica, tem suas raízes profundamente entrelaçadas com a figura de Sigmund Freud no final do século XIX. Nascido em 1856 na cidade de Freiberg, atualmente parte da República Tcheca, Freud foi o arquiteto dessa revolucionária abordagem da mente humana, que mais tarde viria a influenciar profundamente não apenas a psicologia, mas também diversas áreas do conhecimento e da cultura.

A Influência da Medicina e da Neurologia

Antes de se tornar o pai da psicanálise, Freud iniciou sua carreira acadêmica no campo da medicina, com um forte interesse pela neurologia. Ele passou vários anos investigando o sistema nervoso, particularmente estudando os efeitos de certas doenças neurológicas e o papel da cocaína como anestésico. Este período foi crucial, pois forneceu a Freud uma base sólida em biologia e fisiologia, que ele mais tarde aplicaria ao estudar os processos mentais.

O Surgimento do Método Psicanalítico

A transição de Freud para a psicologia e, subsequentemente, para a criação da psicanálise foi marcada por seu trabalho com pacientes que sofriam de histeria. Juntamente com o médico Josef Breuer, Freud começou a explorar a ideia de que muitos sintomas físicos poderiam ter origens psíquicas, não apenas fisiológicas. Breuer e Freud desenvolveram o método da "talking cure" (cura pela fala), que revelou que falar sobre problemas e memórias dolorosas poderia aliviar os sintomas dos pacientes.

A Teoria do Inconsciente

O conceito de inconsciente, que se tornaria a pedra angular da psicanálise, começou a tomar forma nos trabalhos de Freud dessa época. Influenciado pelas ideias do filósofo Friedrich Nietzsche e pelos avanços na compreensão da mente subconsciente, Freud propôs que muitos dos comportamentos humanos são motivados por desejos e impulsos dos quais não temos consciência direta. Esta foi uma ruptura significativa com as teorias psicológicas da época, que focavam quase exclusivamente na consciência.

O Reconhecimento e a Expansão

Inicialmente, as ideias de Freud foram recebidas com ceticismo e resistência. No entanto, sua incansável escrita e a publicação de obras como "A Interpretação dos Sonhos" em 1900 ajudaram a estabelecer gradualmente a psicanálise como uma teoria respeitável e influente. Ao longo dos anos seguintes, Freud continuou a desenvolver sua teoria, introduzindo conceitos como o complexo de Édipo e a sexualidade infantil, que provocaram debates intensos e, por vezes, controversos.

Impacto Cultural e Científico

O impacto da psicanálise estendeu-se muito além dos consultórios e dos círculos acadêmicos. Ela influenciou a arte, a literatura e o cinema, oferecendo uma nova linguagem para descrever as complexidades da experiência humana. Freud também formou um círculo de seguidores e discípulos, que continuaram a expandir e modificar suas teorias, dando origem a várias escolas de pensamento dentro da psicanálise.

Este capítulo inicial serve como uma fundação para entender como a psicanálise emergiu de um contexto médico e cultural específico e como suas origens continuam a influenciar as práticas e teorias psicanalíticas até hoje. A jornada de Freud desde um médico interessado no físico até um teórico do psíquico é um testemunho da complexidade e da profundidade do campo que ele ajudou a criar.

Capítulo 2: O Aparelho Psíquico

Um dos conceitos fundamentais introduzidos por Sigmund Freud na psicanálise é o do aparelho psíquico, que descreve a estrutura e o funcionamento da mente. Freud concebeu a mente como um sistema complexo dividido em três instâncias principais: o id, o ego e o superego. Cada uma dessas partes desempenha funções distintas e interage de maneiras específicas, influenciando o comportamento e a psicologia do indivíduo.

O Id: O Reservatório dos Instintos

O id é a parte mais primitiva do aparelho psíquico. Operando de acordo com o princípio do prazer, o id busca a satisfação imediata dos desejos e necessidades básicas. Ele é inteiramente inconsciente e contém os impulsos instintivos, especialmente os relacionados aos instintos sexuais e agressivos. O id é desorganizado, não tem noção de realidade, e é guiado pela necessidade de reduzir tensão e obter prazer.

O Ego: O Mediador

O ego desenvolve-se a partir do id durante a infância e opera principalmente de acordo com o princípio da realidade. Sua função é mediar as demandas do id com as restrições do mundo externo e as normas impostas pelo superego. O ego é a instância psíquica que tem contato mais direto com a realidade externa através da percepção, e é responsável por organizar as respostas apropriadas às situações. Ele trabalha para equilibrar os desejos do id com as proibições do superego, procurando manter um estado de equilíbrio e minimizar conflitos internos.

O Superego: O Juiz Interno

O superego forma-se mais tarde, à medida que a criança internaliza as regras, normas e valores morais provenientes dos pais e da sociedade.

Funcionando como uma consciência moral, o superego pune o ego com sentimentos de culpa ou vergonha quando as regras são violadas e recompensa com sentimentos de orgulho e satisfação quando as normas são obedecidas. O superego pode ser tanto consciente quanto inconsciente e muitas vezes entra em conflito com os desejos do id, criando tensão psíquica.

Interações e Conflitos

A interação entre id, ego e superego é dinâmica e muitas vezes fonte de conflito. O ego, tentando satisfazer tanto as necessidades instintivas quanto as exigências morais, pode se encontrar em um estado constante de negociação ou compromisso, o que Freud denominou de "angústia". Esses conflitos internos são centrais para a teoria psicanalítica e são considerados a causa subjacente de muitas formas de neurose e comportamento mal adaptativo.

Importância do Aparelho Psíquico na Terapia Psicanalítica

Na terapia psicanalítica, uma compreensão do aparelho psíquico é essencial para analisar como os conflitos inconscientes afetam o comportamento do indivíduo. O terapeuta busca trazer esses conflitos à consciência do paciente, permitindo-lhe enfrentá-los e, idealmente, resolvê-los. Este processo de tornar consciente o inconsciente é fundamental para a eficácia da psicanálise como uma terapia curativa.

Este capítulo esclarece a estrutura do aparelho psíquico e sua relevância para entender a complexidade do comportamento humano. Ao explorar as funções e interações do id, ego e superego, somos capazes de apreciar a sofisticação da teoria freudiana e sua aplicação prática na psicanálise moderna.

Capítulo 3: Mecanismos de Defesa

Os mecanismos de defesa são estratégias psicológicas inconscientes utilizadas pelo ego para lidar com realidades que são difíceis de enfrentar ou para gerenciar conflitos internos entre o id, o ego e o superego. Sigmund Freud foi o pioneiro na exploração desses conceitos, mais tarde expandidos por sua filha, Anna Freud, que os detalhou em sua obra "O Ego e os Mecanismos de Defesa". Esses mecanismos são fundamentais para a compreensão da psicanálise porque ilustram como o inconsciente influencia o comportamento e as emoções.

Repressão: O Guardião do Inconsciente

A repressão é talvez o mais fundamental dos mecanismos de defesa. Ela atua ao "empurrar" desejos, pensamentos ou experiências dolorosas ou inaceitáveis para o inconsciente, impedindo que esses conteúdos gerem ansiedade ao nível consciente. A repressão é o principal meio pelo qual o ego previne a irrupção de impulsos perturbadores do id.

Negação: Recusa da Realidade

A negação ocorre quando o indivíduo se recusa a aceitar a realidade ou fatos que são dolorosos de enfrentar. Esse mecanismo pode ser visto em ato quando uma pessoa ignora evidências claras de um problema sério, como uma doença ou um vício, comportando-se como se tal problema não existisse.

Projeção: Atribuindo Culpa

A projeção envolve a transferência de sentimentos ou desejos inaceitáveis próprios para outra pessoa. Por exemplo, uma pessoa com sentimentos hostis pode acusar outra de ser agressiva e hostil. Através da projeção, o ego tenta reduzir a ansiedade atribuindo essas qualidades a outros, aliviando assim a pressão de confrontar esses sentimentos em si mesmo.

Racionalização: Criando Desculpas Aceitáveis

A racionalização permite que um indivíduo justifique comportamentos ou sentimentos indesejados com explicações lógicas, evitando reconhecer as verdadeiras motivações inconscientes. Por exemplo, uma pessoa que não foi aceita em uma universidade pode dizer que não queria estudar lá de qualquer forma.

Deslocamento: Mudança de Alvo

O deslocamento ocorre quando sentimentos ou desejos são transferidos de um objeto ou pessoa originalmente associados com esses sentimentos para um objeto ou pessoa menos ameaçadora. Um exemplo clássico é o de uma pessoa que, após ser repreendida no trabalho, expressa sua frustração discutindo com a família em casa.

Sublimação: Canalizando em Socialmente Útil

A sublimação é considerada um mecanismo de defesa particularmente positivo e adaptativo. Ela ocorre quando impulsos ou energias psíquicas são canalizados para atividades socialmente aceitáveis ou produtivas, como arte, ciência ou esportes. A sublimação permite que o indivíduo satisfaça seus impulsos inconscientes de maneiras construtivas e aceitas socialmente.

Importância dos Mecanismos de Defesa na Psicanálise

Na prática psicanalítica, entender e identificar os mecanismos de defesa utilizados por um paciente é essencial para analisar como ele lida com conflitos internos e estresse emocional. O objetivo é ajudar o paciente a reconhecer essas defesas, compreender suas origens e, eventualmente, encontrar maneiras mais saudáveis de lidar com as dificuldades da vida.

Este capítulo oferece uma visão abrangente de como os mecanismos de defesa operam no inconsciente, demonstrando sua relevância para a psicanálise e para a compreensão mais ampla da natureza humana. Ao explorar essas estratégias, podemos entender melhor como os indivíduos protegem seu psiquismo das dores e conflitos internos.

Capítulo 4: Teoria das Pulsões

A Teoria das Pulsões é um conceito central na psicanálise de Sigmund Freud. Ela se refere às forças motrizes que impulsionam os comportamentos e os processos mentais dos indivíduos. Freud inicialmente descreveu as pulsões como "representantes psíquicos dos estímulos que se originam dentro do organismo e alcançam a mente", uma maneira de explicar como as necessidades biológicas influenciam a psique.

Pulsões de Vida e Pulsões de Morte

Freud identificou duas categorias principais de pulsões: as pulsões de vida (Eros) e as pulsões de morte (Thanatos). As pulsões de vida estão relacionadas com a preservação e a promoção da vida, incluindo necessidades básicas como fome e sexo, e comportamentos associados à sobrevivência e reprodução. Eros é visto como uma força que promove a harmonia e a tendência à união.

Por outro lado, as pulsões de morte são uma noção que Freud introduziu mais tarde em sua carreira, sugerindo que existe uma força instintiva que leva os organismos de volta a um estado inorgânico, o que implica uma inclinação inata à destruição, ao conflito e à agressão. Freud concebeu Thanatos como uma tentativa de reduzir, de simplificar, de levar a vida de volta ao seu estado inerte essencial.

Dinâmica das Pulsões

A interação entre as pulsões de vida e de morte cria uma dinâmica complexa dentro do aparelho psíquico. Enquanto Eros busca criar conexões e preservar a vida, Thanatos move-se na direção oposta, buscando dissolver essas conexões e promover o fim da existência. Essa tensão é vista como uma força fundamental que influencia uma variedade de comportamentos, desde os mais criativos até os mais destrutivos.

Pulsões e Mecanismos de Defesa

As pulsões frequentemente entram em conflito com as exigências sociais e as normas morais, levando o ego a desenvolver mecanismos de defesa para controlar e mitigar suas manifestações. Por exemplo, a repressão pode ser usada para manter desejos agressivos ou sexuais inaceitáveis fora da consciência, enquanto a sublimação permite a expressão dessas pulsões de maneiras socialmente aceitáveis e produtivas.

Pulsões no Contexto Terapêutico

Na terapia psicanalítica, um entendimento das pulsões pode ajudar o terapeuta a compreender as motivações inconscientes do comportamento de um paciente. Ao identificar e explorar como as pulsões de vida e de morte estão operando no indivíduo, o terapeuta pode ajudar o paciente a alcançar um equilíbrio mais saudável e harmonioso entre essas forças.

Este capítulo sobre a Teoria das Pulsões esclarece como Freud viu a motivação humana como um jogo entre forças de construção e destruição, uma luta interna que modela tanto o indivíduo quanto suas interações com o mundo externo. Ao explorar essas ideias, os leitores podem ganhar uma compreensão mais profunda do que impulsiona os comportamentos humanos em seus níveis mais fundamentais.

Capítulo 5: Desenvolvimento Psicossexual

O conceito de desenvolvimento psicossexual é fundamental para entender a teoria psicanalítica de Sigmund Freud. Ele propôs que a personalidade humana se desenvolve através de uma série de estágios durante a infância. Cada estágio é caracterizado por diferentes conflitos que surgem devido à energia libidinal (energia sexual) do indivíduo focada em diferentes áreas do corpo. Como esses conflitos são resolvidos, ou não, influencia profundamente a personalidade e o comportamento do indivíduo adulto.

Estágio Oral (0-1 ano)

O primeiro estágio, o oral, ocorre do nascimento até cerca de um ano de idade, onde a principal fonte de prazer e interação com o mundo vem da boca. Sucção e mordida são atividades vitais. Problemas ou fixações neste estágio, como o desmame precoce ou tardio, podem resultar em características como otimismo excessivo, dependência de outros, ou comportamentos relacionados ao prazer oral, como fumar ou comer compulsivamente.

Estágio Anal (1-3 anos)

O estágio anal segue-se, dos aproximadamente um aos três anos. Neste período, o foco da libido é transferido para o ânus, e as crianças começam a derivar prazer do controle dos movimentos intestinais. O manejo dos pais quanto ao treinamento do uso do vaso sanitário pode impactar o desenvolvimento da personalidade. Uma gestão muito rígida ou muito leniente pode levar a traços como obsessão por ordem e limpeza, ou desordem e caos.

Estágio Fálico (3-6 anos)

O terceiro estágio é o fálico, dos três aos seis anos de idade. O foco da libido está nos órgãos genitais. Freud introduziu o conceito de Complexo de Édipo durante este estágio, onde, segundo ele, as crianças desenvolvem uma atração sexual inconsciente pelo genitor do sexo oposto e sentimentos de rivalidade para com o genitor do mesmo sexo. Resolver adequadamente o Complexo de Édipo leva ao desenvolvimento de uma identidade de gênero saudável e a uma capacidade para relacionamentos maduros.

Período de Latência (6 anos à puberdade)

Após o estágio fálico, segue-se o período de latência, que dura até a puberdade. Durante esse período, a libido não está focada em nenhuma zona corporal específica. Em vez disso, a energia sexual é sublimada em atividades escolares, hobbies e amizades. Este é um período crucial para o desenvolvimento de habilidades sociais e de comunicação.

Estágio Genital (puberdade em diante)

O último estágio, o genital, começa com a puberdade. A libido é revitalizada, e o foco retorna aos órgãos genitais. No entanto, ao contrário do estágio fálico, o prazer é buscado através de relacionamentos sexuais maduras. Uma personalidade bem ajustada nesta fase é capaz de balancear amor, trabalho e relacionamentos de maneira saudável.

Implicações Terapêuticas

Na terapia psicanalítica, entender em que estágio do desenvolvimento psicossexual o paciente pode ter enfrentado conflitos não resolvidos permite ao terapeuta identificar as raízes de certas ansiedades e neuroses. Trabalhando essas questões, o paciente pode superar velhas fixações e alcançar uma vida mais plena e equilibrada.

Este capítulo sobre o desenvolvimento psicossexual fornece uma visão crítica de como Freud acreditava que as experiências da primeira infância moldam a personalidade adulta. Ao explorar essas teorias, os leitores podem obter uma compreensão mais profunda dos comportamentos e motivações humanas.

Capítulo 6: Interpretação dos Sonhos

A interpretação dos sonhos é um dos pilares mais emblemáticos da psicanálise, proposta por Sigmund Freud como uma janela essencial para o inconsciente. Em sua obra seminal, "A Interpretação dos Sonhos" (1900), Freud sugere que os sonhos são manifestações dos desejos reprimidos, especialmente aqueles ligados aos instintos sexuais e agressivos. Este capítulo explora a complexidade dos sonhos e as técnicas utilizadas para interpretá-los, destacando sua relevância para a compreensão da mente humana.

O Papel dos Sonhos

Freud descreve os sonhos como "a estrada real para o inconsciente", argumentando que eles oferecem uma oportunidade única para acessar desejos e pensamentos que são inaceitáveis para a consciência, sendo, portanto, reprimidos. Os sonhos servem como um meio de realizar esses desejos reprimidos, através de uma linguagem simbólica e muitas vezes enigmática.

Estrutura e Funcionamento dos Sonhos

Os sonhos são compostos por conteúdo manifesto e conteúdo latente. O conteúdo manifesto é a narrativa superficial do sonho, como ele é lembrado ao acordar. Já o conteúdo latente representa os verdadeiros significados e desejos inconscientes que estão escondidos sob a superfície do conteúdo manifesto. Freud argumenta que o processo de transformar o conteúdo latente em manifesto é conhecido como "trabalho do sonho", que inclui mecanismos como condensação (vários elementos latentes combinados em um único elemento manifesto) e deslocamento (mudança do foco emocional de um elemento importante para outro menos importante).

Métodos de Interpretação dos Sonhos

A técnica fundamental para interpretar sonhos na psicanálise é a associação livre. Os pacientes são encorajados a expressar quaisquer pensamentos ou sentimentos que surjam em resposta aos elementos do sonho, sem censura. O analista então trabalha para conectar essas associações ao conteúdo latente do sonho, revelando os desejos e conflitos subjacentes.

Sonhos e Mecanismos de Defesa

Durante o sonho, os mecanismos de defesa do ego, como a repressão, ainda estão ativos, mas de maneira mais relaxada do que no estado de vigília. Isso permite que alguns desejos reprimidos encontrem expressão nos sonhos, embora muitas vezes de forma distorcida ou simbólica para evitar despertar o sonhador.

Significado Terapêutico dos Sonhos

Na terapia psicanalítica, os sonhos são considerados uma ferramenta valiosa para explorar o inconsciente do paciente. Eles podem revelar conflitos, desejos e emoções que estão afetando o comportamento e o bem-estar do paciente. Ao trabalhar com sonhos, o terapeuta pode ajudar o paciente a resolver esses conflitos internos e promover uma maior integração psíquica.

Este capítulo destaca a importância dos sonhos como uma manifestação direta do inconsciente, proporcionando insights profundos sobre a psique individual. Através da interpretação dos sonhos, a psicanálise abre um caminho para entender e resolver as complexidades emocionais e psicológicas que moldam nossa vida consciente.

Capítulo 7: A Técnica da Livre Associação

A técnica da livre associação é uma das ferramentas mais essenciais e distintivas da psicanálise. Desenvolvida por Sigmund Freud no início do século XX, essa técnica é fundamental para desvendar os conteúdos do inconsciente de um indivíduo. Livre associação envolve o paciente falando livremente sobre seus pensamentos, sentimentos, sonhos e memórias, sem censura ou direcionamento prévio, permitindo que conteúdos inconscientes emerjam.

Princípios da Livre Associação

O processo de livre associação começa com o paciente falando sobre qualquer coisa que venha à mente, independentemente de quão trivial, desconexa ou embaraçosa a informação possa parecer. O analista escuta atentamente, observando padrões, repetições e evitações que podem indicar áreas de conflito ou repressão. A ideia é que, ao seguir o fluxo natural dos pensamentos do paciente, é possível traçar um caminho de volta aos desejos e traumas inconscientes que estão influenciando seu comportamento e emoções.

O Setting Analítico

Para facilitar a livre associação, a configuração do consultório psicanalítico é cuidadosamente planejada. Tradicionalmente, o paciente deita em um divã, de costas para o analista, que se senta atrás da cabeça do divã. Esse arranjo tem o objetivo de reduzir a inibição do paciente, minimizando o contato visual e a influência do analista sobre o paciente, permitindo uma expressão mais livre de pensamentos.

Resistências e Revelações

Durante a livre associação, não é incomum que os pacientes encontrem resistências, que são barreiras psicológicas que dificultam o acesso a certos pensamentos ou memórias. Essas resistências são em si mesmas reveladoras, indicando áreas onde o inconsciente está lutando para manter certos conteúdos reprimidos. O analista trabalha para ajudar o paciente a reconhecer e ultrapassar essas resistências, promovendo uma maior compreensão e integração dos conteúdos inconscientes.

Significado Terapêutico

A livre associação não apenas ajuda a revelar o inconsciente, mas também é crucial para o sucesso terapêutico. Através desse processo, o paciente pode começar a ver ligações entre seus pensamentos e comportamentos inconscientes e seus problemas atuais. Essa conscientização pode levar a mudanças significativas na percepção de si mesmo e nas relações com os outros.

Desafios e Críticas

Apesar de sua importância, a livre associação não está sem desafios e críticas. Alguns críticos argumentam que a interpretação do analista pode ser excessivamente subjetiva, influenciando a direção das sessões. Além disso, a eficácia da técnica depende fortemente da habilidade do analista e da disposição do paciente para se engajar profundamente no processo.

Este capítulo explica como a livre associação funciona como uma janela para o inconsciente, permitindo uma exploração profunda dos pensamentos e sentimentos que moldam a vida de uma pessoa. Como uma das principais técnicas da psicanálise, ela continua sendo uma ferramenta valiosa para entender e tratar desordens psicológicas.

Capítulo 8: Transferência e Contratransferência

Transferência e contratransferência são conceitos fundamentais na psicanálise, essenciais para entender a dinâmica entre terapeuta e paciente. Eles descrevem como as emoções e expectativas de um indivíduo são projetadas em outra pessoa, influenciando a relação terapêutica de maneiras profundas e, às vezes, complexas.

Transferência: Projeção de Emoções Passadas

A transferência ocorre quando o paciente projeta sentimentos, desejos e expectativas, muitas vezes inconscientes, que foram originalmente direcionados a figuras significativas de seu passado (como pais ou cuidadores), sobre o terapeuta. Este fenômeno é um aspecto central da terapia psicanalítica, pois revela padrões de relacionamento e conflitos emocionais que ainda influenciam o comportamento do paciente.

Por exemplo, um paciente pode começar a sentir e a se comportar com o terapeuta como se este fosse autoritário ou excessivamente protetor, refletindo suas experiências com uma figura parental. Reconhecer e analisar essas transferências oferece uma oportunidade valiosa para o paciente trabalhar questões não resolvidas e entender melhor seus próprios comportamentos e emoções.

Contratransferência: A Resposta do Terapeuta

Contratransferência, por sua vez, refere-se às reações emocionais do terapeuta ao paciente. Estas podem ser influenciadas tanto por questões pessoais não resolvidas do terapeuta quanto por suas reações às projeções do paciente. A contratransferência foi inicialmente vista como um obstáculo à terapia, mas a visão moderna a considera uma ferramenta valiosa que, quando adequadamente entendida e gerida, pode fornecer insights profundos sobre a experiência do paciente.

Um terapeuta pode, por exemplo, sentir-se frustrado ou excessivamente simpatizante em relação a um paciente, e explorar esses sentimentos pode revelar mais sobre as necessidades emocionais do paciente ou sobre como ele afeta os outros em sua vida.

Gerenciamento de Transferência e Contratransferência

O manejo eficaz da transferência e da contratransferência é crucial para o processo terapêutico. Os terapeutas são treinados para reconhecer e analisar suas próprias reações emocionais, utilizando sua compreensão para aprofundar a terapia e facilitar o crescimento e a cura do paciente. Além disso, ao discutir abertamente as dinâmicas de transferência com o paciente, o terapeuta pode ajudar a esclarecer e resolver antigos padrões emocionais.

Implicações Terapêuticas

A análise da transferência e da contratransferência permite que terapeuta e paciente explorem profundamente as relações passadas e presentes do paciente, melhorando a compreensão de suas interações sociais e emocionais. Isso é especialmente útil para pacientes que têm dificuldade em entender seus próprios padrões de relacionamento ou que repetem comportamentos destrutivos em diferentes contextos de suas vidas.

Este capítulo sublinha a importância de compreender a transferência e a contratransferência como ferramentas fundamentais para a psicanálise. Elas não apenas facilitam uma compreensão mais profunda dos problemas internos do paciente, mas também ajudam a criar uma relação terapêutica mais eficaz e empática, crucial para o processo de cura.

Capítulo 9: Psicopatologia da Vida Cotidiana

A "Psicopatologia da Vida Cotidiana" é um dos trabalhos mais acessíveis e intrigantes de Sigmund Freud, no qual ele explora como fenômenos aparentemente banais, como esquecimentos, atos falhos e lapsos de linguagem, revelam a influência e a presença do inconsciente nas atividades diárias. Este capítulo examina esses fenômenos e discute como eles são manifestações de conflitos psíquicos, desejos reprimidos e dinâmicas inconscientes.

Atos Falhos

Atos falhos (ou lapsos freudianos) são erros ou equívocos que as pessoas cometem no dia a dia, como trocar nomes, esquecer palavras ou mesmo pequenos acidentes. Freud interpretava esses erros não como simples coincidências ou falhas de memória, mas como expressões de desejos subconscientes. Por exemplo, esquecer o nome de alguém pode indicar um conflito reprimido ou uma antipatia inconsciente em relação a essa pessoa.

Esquecimentos

Esquecimentos, como não lembrar de um compromisso ou perder objetos, podem também ser entendidos psicanaliticamente como manifestações de resistência contra algo que o ego percebe como ameaçador ou indesejável. Por exemplo, esquecer de pagar uma conta pode refletir uma aversão inconsciente ao gasto de dinheiro ou ao reconhecimento de obrigações financeiras.

Lapsos de Língua

Lapsos de língua, ou erros no falar, são igualmente reveladores. Freud via esses lapsos como compromissos entre o desejo de dizer algo e a necessidade de reprimir esse desejo. O resultado é uma fala que não é nem completamente reprimida nem plenamente expressa, mas que revela algo do desejo subjacente ou do conflito emocional.

Implicações Psicológicas e Terapêuticas

Reconhecer e entender esses pequenos sinais do inconsciente pode ser muito esclarecedor, tanto para o indivíduo em autoanálise quanto para o terapeuta trabalhando com um paciente. Eles fornecem pistas importantes sobre os conflitos internos, as preocupações reprimidas e as dinâmicas emocionais que podem não ser imediatamente evidentes, mas que influenciam significativamente o comportamento e o bem-estar do indivíduo.

Significado na Vida Cotidiana

Ao trazer esses pequenos sinais para a consciência, indivíduos podem começar a resolver os conflitos que eles indicam e ganhar maior controle sobre suas vidas emocionais. A abordagem de Freud a esses fenômenos cotidianos democratiza a psicanálise, mostrando como ela é aplicável não apenas em um contexto clínico, mas também no entendimento das complexidades da vida diária de qualquer pessoa.

Este capítulo destaca a importância de prestar atenção aos detalhes aparentemente triviais da vida cotidiana, pois eles podem ser portais para a compreensão do inconsciente. A análise desses fenômenos não só enriquece a autoconsciência, mas também fornece ferramentas valiosas para a prática terapêutica, oferecendo insights significativos sobre a natureza humana e suas motivações ocultas.

Capítulo 10: A Psicanálise e a Cultura

A psicanálise, desde sua concepção por Sigmund Freud, transcendeu os limites dos consultórios terapêuticos e influenciou profundamente a cultura, a arte e a literatura. Este capítulo explora como as ideias psicanalíticas permearam diversas áreas do saber e modificaram a percepção humana sobre a mente, a sociedade e a criação artística.

Impacto na Literatura

A literatura foi um dos campos mais fecundos para a aplicação das ideias psicanalíticas. Escritores como James Joyce, Virginia Woolf e Marcel Proust incorporaram em suas obras conceitos como o fluxo de consciência, os sonhos e o simbolismo inconsciente. A capacidade de explorar profundamente os estados psicológicos dos personagens permitiu uma nova forma de narrativa que enfatizava a complexidade e a ambiguidade humanas.

Influência na Arte

Na arte, a psicanálise ajudou a fomentar movimentos como o Surrealismo, que se inspirou diretamente nas teorias de Freud sobre o inconsciente e os sonhos. Artistas como Salvador Dalí e René Magritte exploraram imagens oníricas e estranhas lógicas que buscavam visualizar os processos inconscientes. Essa abordagem permitiu uma nova liberdade criativa que desafiava as noções convencionais de realidade e percepção.

Psicanálise no Cinema

O cinema, como a literatura e a arte, encontrou na psicanálise uma rica fonte de temas e métodos. Diretores como Alfred Hitchcock e Ingmar Bergman usaram conceitos psicanalíticos para explorar as motivações dos personagens, suas ansiedades e seus conflitos internos. O uso de símbolos, metáforas e a exploração de temas como identidade, memória e desejo tornaram-se comuns, proporcionando uma camada adicional de profundidade e significado às narrativas cinematográficas.

Psicanálise e Educação

A educação também foi influenciada pelas ideias de Freud, especialmente no desenvolvimento de teorias sobre o aprendizado infantil e a psicologia educacional. Compreender as fases do desenvolvimento psicossexual, por exemplo, ajudou educadores a formular métodos que respeitam os estágios emocionais e cognitivos das crianças, promovendo um ambiente de aprendizado mais adaptado às suas necessidades psicológicas.

Crítica Cultural

Além de influenciar diretamente a criação artística e educacional, a psicanálise ofereceu ferramentas para a crítica cultural. Analistas culturais têm utilizado conceitos psicanalíticos para explorar como as normas culturais e sociais afetam a psicologia individual e coletiva. Questões de identidade, poder e sexualidade são frequentemente examinadas através de lentes psicanalíticas, proporcionando insights sobre os mecanismos sociais que moldam comportamentos e crenças.

Conclusão

A psicanálise não é apenas uma terapia, mas uma teoria que oferece uma compreensão profunda da condição humana. Ao penetrar na cultura, as ideias de Freud expandiram-se de formas que ele mesmo poderia não ter previsto, influenciando a forma como as pessoas veem a si mesmas e ao mundo ao seu redor. Este capítulo ilustra a extensão do impacto da psicanálise, mostrando que ela é uma parte vital não apenas da saúde mental, mas também da expressão cultural e artística.

Capítulo 11: Escolas Psicanalíticas Pós-Freudianas

Após Sigmund Freud ter estabelecido os fundamentos da psicanálise, diversos teóricos e psicanalistas continuaram a expandir e modificar suas ideias, dando origem a várias escolas pós-freudianas. Essas escolas enriqueceram e diversificaram a psicanálise, adaptando-a às mudanças culturais e científicas e às necessidades contemporâneas. Este capítulo explora algumas das principais escolas e teóricos pós-Freudianos, destacando suas contribuições e diferenças em relação ao pensamento freudiano original.

Psicanálise Junguiana

Carl Gustav Jung, inicialmente um dos seguidores de Freud, eventualmente divergiu em várias teorias fundamentais e desenvolveu a psicologia analítica. Jung introduziu conceitos como o inconsciente coletivo, arquétipos e o processo de individuação. Ele enfatizou a busca por um sentido de realização pessoal através da integração de diferentes partes da psique, uma ideia que se distingue pela sua abordagem mais espiritual e filosófica.

Psicanálise Adleriana

Alfred Adler foi outro contemporâneo de Freud que desenvolveu uma abordagem distinta, conhecida como psicologia individual. Adler focou na importância do sentimento de inferioridade e na busca por superioridade como forças motrizes do comportamento humano. Ele também introduziu o conceito de estilo de vida e enfatizou o papel da dinâmica familiar e da comunidade na formação da personalidade.

Escola de Frankfurt

A Escola de Frankfurt, também conhecida como teoria crítica, incluiu pensadores como Theodor Adorno e Herbert Marcuse, que combinaram a psicanálise com a teoria marxista. Eles exploraram como as sociedades modernas reprimem os desejos individuais e perpetuam a dominação, utilizando a psicanálise para analisar a cultura e a sociedade de maneiras politicamente engajadas.

Psicanálise Kleiniana

Melanie Klein é conhecida por seu trabalho pioneiro em psicanálise infantil e desenvolveu uma teoria sobre as posições esquizo-paranoide e depressiva. Klein enfocou a importância das relações objetais desde os primeiros estágios da vida, destacando como as interações precoces com os cuidadores moldam a psique.

Teoria das Relações Objetais

Divergindo da ênfase freudiana nos impulsos internos, a teoria das relações objetais, desenvolvida por figuras como Donald Winnicott e Harry Guntrip, concentra-se nas relações entre indivíduos e o ambiente e como essas relações influenciam a organização interna da mente. Essa escola trata da importância do ambiente real no desenvolvimento psicológico, especialmente a relação entre mãe e filho.

Psicanálise Lacaniana

Jacques Lacan, um influente psicanalista francês, reinterpretou a psicanálise através da lente da linguística e da teoria estruturalista. Ele enfatizou o papel da linguagem e do simbólico na formação do inconsciente e introduziu conceitos como o "Outro" e o "estádio do espelho", propondo uma compreensão mais abstrata e filosófica do desenvolvimento humano.

Este capítulo ilustra a riqueza e diversidade das teorias pós-Freudianas, mostrando como a psicanálise foi adaptada e reinterpretada ao longo do tempo para abordar novos contextos e problemas. Cada escola contribuiu com perspectivas valiosas que continuam a influenciar tanto a teoria quanto a prática psicanalítica.

Capítulo 12: Psicanálise e Neurociências

O diálogo entre psicanálise e neurociências representa um dos desenvolvimentos mais estimulantes na compreensão da mente humana. Embora inicialmente esses dois campos parecessem distantes — com a psicanálise focada no inconsciente e as neurociências nos processos biológicos do cérebro — suas interações revelaram insights profundos sobre como os processos mentais e físicos se interligam.

Fundamentos da Integração

As neurociências buscam entender o funcionamento do cérebro através de sua anatomia, fisiologia e química. Psicanalistas, por outro lado, exploram as profundezas da mente humana, incluindo desejos, medos e processos inconscientes. A integração dessas áreas começou com a observação de que ambos os campos lidam com a mesma entidade, o cérebro humano, mas de diferentes perspectivas. Ao combinar insights psicanalíticos sobre o inconsciente com conhecimentos neurocientíficos sobre o cérebro, pode-se obter uma compreensão mais completa da mente.

Contribuições da Neurociência para a Psicanálise

A neurociência ofereceu ferramentas e técnicas, como a imagem por ressonância magnética funcional (fMRI) e a eletroencefalografia (EEG), que permitem visualizar e estudar a atividade cerebral durante diferentes processos mentais. Essas tecnologias possibilitaram testar e validar várias hipóteses psicanalíticas, como a existência de processos mentais inconscientes e a eficácia de técnicas terapêuticas específicas.

Estudos sobre Emoções e Memória

Um dos pontos de convergência mais produtivos entre psicanálise e neurociências é o estudo das emoções e da memória. As neurociências têm elucidado como as emoções são processadas no cérebro e como as memórias emocionais são armazenadas e recuperadas, o que complementa a compreensão psicanalítica de como experiências passadas, especialmente aquelas carregadas emocionalmente, influenciam o comportamento e os processos mentais atuais.

Neurociências e Mecanismos de Defesa

As investigações neurocientíficas também têm explorado mecanismos de defesa, um conceito central na psicanálise. Estudos têm mostrado como o cérebro reage a informações ameaçadoras e como diferentes áreas são ativadas para suprimir ou modificar a consciência dessas informações, validando a noção de defesa contra a ansiedade e o conflito mental.

Desafios e Críticas

Apesar dessas integrações serem promissoras, existem desafios e críticas. Alguns psicanalistas preocupam-se que uma ênfase excessiva nos aspectos biológicos possa reduzir a complexidade dos estados mentais ao seu substrato físico, negligenciando a importância das experiências vividas e dos fatores sociais e culturais. Da mesma forma, neurocientistas às vezes questionam a cientificidade de alguns conceitos psicanalíticos que são difíceis de quantificar ou medir diretamente.

Conclusão

A integração entre psicanálise e neurociências é um campo vibrante e em expansão que promete enriquecer ambas as disciplinas. Ao combinar a rica compreensão psicanalítica da experiência humana com os avançados métodos de investigação das neurociências, pode-se avançar significativamente na compreensão dos mistérios da mente humana.

Este capítulo destaca como a colaboração entre psicanálise e neurociências não só é possível, mas também extremamente frutífera, proporcionando uma visão mais holística e integrada do funcionamento da mente humana.

Capítulo 13: Técnicas Terapêuticas Modernas

À medida que a psicanálise evoluiu ao longo do século XX, diversas técnicas terapêuticas modernas foram desenvolvidas, incorporando os princípios psicanalíticos básicos, ao mesmo tempo em que adaptavam e expandiam esses métodos para atender às necessidades contemporâneas. Este capítulo examina algumas dessas técnicas, destacando como elas utilizam conceitos psicanalíticos de maneiras inovadoras para promover a cura e o autoconhecimento.

Terapia Focada na Transferência

A Terapia Focada na Transferência é uma técnica que enfatiza a importância da relação entre terapeuta e paciente, especialmente os fenômenos de transferência, como um veículo para entender e resolver conflitos internos. Esta abordagem utiliza a relação terapêutica como um microcosmo para os padrões de relacionamento do paciente, permitindo que conflitos antigos sejam reexperienciados e resolvidos no contexto terapêutico.

Terapia Interpessoal Psicanalítica

Desenvolvida como uma forma mais breve e focada de terapia psicanalítica, a Terapia Interpessoal concentra-se principalmente nas questões e dificuldades interpessoais do paciente. Esta técnica parte do pressuposto de que a melhoria das habilidades de comunicação e o entendimento das próprias necessidades emocionais podem ajudar a resolver sintomas psicológicos como depressão e ansiedade. É uma abordagem prática que se concentra em problemas específicos e no desenvolvimento de estratégias para lidar com eles.

Psicodrama

O Psicodrama é uma técnica terapêutica que envolve a reencenação dramática de experiências importantes da vida do paciente com a ajuda de um terapeuta e, por vezes, de outros participantes. Esta abordagem permite que os pacientes experimentem emocionalmente e expressem conflitos que de outra forma poderiam permanecer inconscientes. O Psicodrama pode ser particularmente poderoso para desbloquear emoções reprimidas e promover insights profundos.

Análise Bioenergética

A Análise Bioenergética é uma técnica que combina os princípios psicanalíticos com o entendimento do corpo. Ela explora como os bloqueios emocionais afetam a postura física e as tensões corporais, e utiliza exercícios físicos para liberar essas tensões e facilitar o acesso a sentimentos e traumas reprimidos. Esta abordagem reconhece a indissociável conexão entre mente e corpo, trabalhando ambos para alcançar a cura.

Terapia Cognitivo-Comportamental Psicanalítica

Integrando elementos da Terapia Cognitivo-Comportamental (TCC) com princípios psicanalíticos, essa forma de terapia explora como os padrões de pensamento inconscientes influenciam o comportamento do indivíduo. Ela ajuda os pacientes a identificar e modificar crenças e pensamentos disfuncionais, ao mesmo tempo em que explora as raízes psicanalíticas desses padrões, proporcionando uma abordagem holística e de longo prazo para a mudança comportamental.

Conclusão

Essas técnicas terapêuticas modernas demonstram a adaptabilidade e a relevância contínua da psicanálise no mundo atual. Ao incorporar novas pesquisas e métodos, a psicanálise continua a evoluir, oferecendo ferramentas valiosas para o tratamento de uma ampla gama de distúrbios psicológicos. Este capítulo não apenas destaca a diversidade das abordagens terapêuticas disponíveis, mas também ilustra como os princípios psicanalíticos continuam a ser uma base vital para a inovação no campo da saúde mental.

Capítulo 14: Ética na Psicanálise

A ética na psicanálise é um tema crucial, abordando questões fundamentais sobre a conduta do terapeuta e a proteção dos pacientes. Devido à natureza íntima e profunda da terapia psicanalítica, onde temas como transferência e revelações inconscientes desempenham papéis centrais, os psicanalistas devem aderir a rigorosos padrões éticos para garantir um ambiente seguro e confiável para seus pacientes.

Confidencialidade e Privacidade

A confidencialidade é a pedra angular da ética psicanalítica. Os pacientes compartilham informações extremamente pessoais e, muitas vezes, dolorosas durante as sessões, e é imperativo que essas informações sejam mantidas em estrita confiança. Violações da confidencialidade podem causar danos significativos e destruir a relação terapêutica essencial para o progresso do tratamento.

Fronteiras Terapêuticas

Estabelecer e manter limites claros é outro aspecto crítico da ética na psicanálise. Devido à natureza intensa da transferência e contratransferência, os terapeutas devem ser vigilantes para manter a relação estritamente profissional. Isso inclui evitar dualidades nas relações, como amizades ou relações comerciais com pacientes, que podem comprometer a objetividade e a eficácia terapêutica.

Consentimento Informado

O consentimento informado é essencial em psicanálise. Os pacientes devem estar plenamente cientes dos métodos de tratamento, dos potenciais riscos e benefícios, e de qualquer outro aspecto relevante da terapia. Isso garante que eles possam tomar decisões esclarecidas sobre sua própria saúde mental. É importante que os terapeutas revisitem e reafirmem o consentimento ao longo do processo terapêutico, especialmente à medida que surgem novos procedimentos ou técnicas.

Neutralidade e Não Julgamento

Um terapeuta deve manter uma posição de neutralidade e não julgamento. Dadas as profundas explorações do inconsciente, é crucial que os pacientes se sintam seguros e não julgados, independentemente das questões que emergem durante a terapia. Isso promove um ambiente onde o paciente pode se abrir e explorar livremente seus pensamentos e emoções sem medo de repreensão ou rejeição.

Lidando com Erros e Violações Éticas

A psicanálise, como qualquer prática humana, está sujeita a erros. Um aspecto ético importante é a maneira como os terapeutas lidam com seus próprios erros ou os de colegas. Isso inclui reconhecer e corrigir erros, bem como reportar comportamentos antiéticos de outros profissionais quando observados. A autoanálise e a supervisão contínua são ferramentas importantes para ajudar os terapeutas a manterem-se éticos e eficazes.

Conclusão

A ética na psicanálise não é apenas um conjunto de regras externas, mas uma parte integrante da prática que garante que o tratamento seja realizado de maneira responsável e respeitosa. Este capítulo destaca como os princípios éticos são vitais para proteger tanto os pacientes quanto os terapeutas, e para manter a integridade da psicanálise como um campo profissional.

Capítulo 15: O Futuro da Psicanálise

A psicanálise, desde suas origens com Sigmund Freud no final do século XIX, tem evoluído continuamente, adaptando-se a novos contextos científicos, culturais e terapêuticos. Este capítulo explora o futuro da psicanálise, considerando os desafios e oportunidades que moldarão sua prática e teoria nas próximas décadas.

Integração com Outras Disciplinas

Um dos caminhos mais promissores para o futuro da psicanálise é sua crescente integração com outras disciplinas, como as neurociências, psicologia cognitiva e ciências sociais. Essa interdisciplinaridade não apenas enriquece a compreensão psicanalítica do comportamento humano, mas também fortalece sua base científica, permitindo que ela aborde questões complexas sobre a mente e o comportamento de maneiras inovadoras e fundamentadas.

Avanços Tecnológicos

A tecnologia também desempenhará um papel crucial no futuro da psicanálise. Ferramentas digitais e plataformas online estão começando a transformar a maneira como a terapia é conduzida, possibilitando sessões de terapia virtual que podem alcançar pacientes em locais remotos. Além disso, tecnologias como a realidade aumentada e a inteligência artificial podem oferecer novas maneiras de explorar o inconsciente, proporcionando simulações e ambientes que ajudam no tratamento de traumas e fobias.

Enfrentando Desafios Culturais e Sociais

O contexto social e cultural sempre influenciou a prática e a aceitação da psicanálise. À medida que o mundo se torna mais globalizado e diversificado, a psicanálise precisará abordar questões de diversidade cultural, identidade e diferenças sociais de maneira mais explícita. Isso inclui adaptar técnicas terapêuticas para serem culturalmente sensíveis e responder às necessidades de uma população cada vez mais diversificada.

Educação e Formação

O futuro da psicanálise também dependerá da qualidade da educação e formação de novos terapeutas. Enfrentando críticas por serem excessivamente longas e caras, os programas de formação em psicanálise podem precisar se adaptar, oferecendo rotas mais flexíveis e acessíveis, enquanto ainda mantêm o rigor e a profundidade que caracterizam a formação psicanalítica.

Contribuição para Questões Globais

Finalmente, a psicanálise tem o potencial de contribuir significativamente para o enfrentamento de questões globais como crises migratórias, mudanças climáticas e conflitos sociais. Ao aplicar sua compreensão profunda das motivações humanas e dos conflitos inconscientes, a psicanálise pode oferecer insights valiosos para a criação de políticas públicas e intervenções sociais mais eficazes.

Conclusão

O futuro da psicanálise está repleto de desafios, mas também de oportunidades significativas. Ao abraçar a interdisciplinaridade, a tecnologia e a diversidade cultural, a psicanálise pode continuar a ser uma ferramenta vital para entender a complexidade da mente humana e promover a saúde mental e o bem-estar em uma sociedade em constante mudança. Este capítulo sublinha a importância de adaptar-se e inovar, garantindo que a psicanálise permaneça relevante e eficaz nas próximas décadas.

Conclusão Final

Ao longo deste livro, exploramos os fundamentos e as facetas multifacetadas da psicanálise, desde suas raízes históricas e conceitos-chave até suas aplicações modernas e projeções para o futuro. A jornada pela psicanálise revelou não apenas a complexidade do funcionamento interno da mente humana, mas também a relevância contínua desta abordagem terapêutica em um mundo que está em constante mudança.

Reflexão sobre a Trajetória da Psicanálise

A psicanálise começou com as teorias revolucionárias de Sigmund Freud, que introduziu o conceito do inconsciente e a ideia de que nossos comportamentos e emoções mais enigmáticos têm raízes profundas em experiências passadas, muitas vezes escondidas sob a superfície da consciência. Desde então, a psicanálise expandiu-se significativamente, abarcando novas teorias, desafiando suposições anteriores e adaptando-se às descobertas de disciplinas adjacentes, como as neurociências e a psicologia cognitiva.

A Psicanálise na Sociedade Contemporânea

Em uma era de rápida mudança tecnológica e cultural, a psicanálise oferece uma lente única através da qual podemos examinar os desafios psicológicos e sociais contemporâneos. Ela nos fornece ferramentas para entender melhor as nuances da interação humana, a formação da identidade e a natureza dos conflitos internos. Além disso, a prática psicanalítica continua a evoluir, incorporando abordagens modernas que respeitam a diversidade cultural e as necessidades individuais, demonstrando sua adaptabilidade e profundidade.

Desafios e Promessas

Embora a psicanálise enfrente críticas e desafios, como questões de acessibilidade, duração do tratamento e debates sobre sua base científica, ela também oferece uma promessa substancial para o tratamento de desordens psicológicas. A capacidade de mergulhar profundamente no inconsciente fornece uma oportunidade rara de resolver questões profundas que outros métodos terapêuticos podem não conseguir acessar.

Olhando para o Futuro

O futuro da psicanálise parece promissor, com oportunidades para integração ainda maior com outras disciplinas e para a utilização de tecnologias emergentes que podem transformar a prática terapêutica. Como uma disciplina que se dedica a explorar os recantos mais ocultos da mente humana, a psicanálise tem o potencial de enriquecer nossa compreensão de nós mesmos e melhorar nossa capacidade de funcionar em um mundo complexo e muitas vezes estressante.

Conclusão

Este livro se propôs a fornecer uma compreensão abrangente dos fundamentos da psicanálise, iluminando tanto suas origens quanto suas possibilidades futuras. Espera-se que ele sirva como um recurso valioso para estudantes, profissionais e qualquer pessoa interessada em desvendar os mistérios da mente humana. Ao refletirmos sobre o vasto campo da psicanálise, somos lembrados da contínua necessidade de introspecção, compreensão e empatia, qualidades essenciais para a saúde mental e o bem-estar em nossa sociedade.

Gostou do Livro?

A sua opinião é extremamente valiosa! Se você gostou de "Fundamentos da Psicanálise" e sente que este livro trouxe novas perspectivas e conhecimentos sobre a complexa teia da mente humana, por favor, considere deixar uma avaliação na Amazon Kindle. Seus comentários não apenas ajudam outros leitores a descobrir e se beneficiar deste livro, mas também apoiam o autor e contribuem para a evolução do conteúdo. Avaliar um livro no Amazon Kindle é um processo simples, e aqui está um guia passo a passo sobre como fazer isso:

Passo 1: Acesse a Amazon
Visite o site da Amazon e faça login com sua conta. Se você não tiver uma conta na Amazon, precisará criar uma para poder deixar uma avaliação.

Passo 2: Vá até a Página do Produto
Digite "Fundamentos da Psicanálise" na barra de busca e acesse a página do produto. Certifique-se de que é a edição correta do livro que você leu.

Passo 3: Role para Abaixo até a Seção de Avaliações
Na página do produto, desça até encontrar a seção de "Avaliações de Clientes". Você verá um botão ou link que diz "Escreva uma avaliação de cliente". Clique nele.

Passo 4: Escreva sua Avaliação
Você será direcionado para uma página onde pode dar uma classificação por estrelas ao livro, variando de 1 a 5 estrelas. Além disso, você pode escrever uma revisão detalhada. Aqui estão algumas dicas sobre o que incluir na sua avaliação:
- Sua experiência geral com o livro.
- O que você achou mais útil ou interessante?
- Como o livro afetou sua compreensão da psicanálise?
- Você recomendaria este livro? Por quê?

Passo 5: Submeta sua Avaliação
Depois de escrever sua avaliação e selecionar o número de estrelas, clique em "Enviar" para publicar sua avaliação. A Amazon pode levar algum tempo para processar sua avaliação, então ela pode não aparecer imediatamente.

Passo 6: Compartilhe sua Opinião
Se desejar, você pode compartilhar sua avaliação em redes sociais ou com amigos que possam estar interessados no livro. Isso ajuda a aumentar o alcance e o impacto do seu feedback.

Agradecimento

Agradecemos imensamente por tomar o tempo para avaliar o livro. Seu feedback é crucial para nós e para a comunidade de leitores que buscam enriquecer seu conhecimento e compreensão da psicanálise. Obrigado por contribuir para uma cultura rica e informada de leitura!

Este capítulo simples não apenas guia você através do processo de avaliação, mas também expressa a importância de sua opinião no vasto mundo literário e acadêmico. Esperamos que seu feedback continue a iluminar e inspirar.

www.ingramcontent.com/pod-product-compliance
Lightning Source LLC
Chambersburg PA
CBHW081812250726
48653CB00010B/3908